AF384939

CONTRIBUTION A L'ÉTUDE

DE LA

PATHOGÉNIE ET DU TRAITEMENT

DU TÉTANOS

PAR

Louis MARTIAL

DOCTEUR EN MÉDECINE DE LA FACULTÉ DE PARIS
ANCIEN CHEF DE CLINIQUE-ADJOINT DU Dʳ FAUVEL

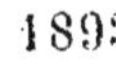

PARIS

G. STEINHEIL, ÉDITEUR

2, RUE CASIMIR-DELAVIGNE, 2

1893

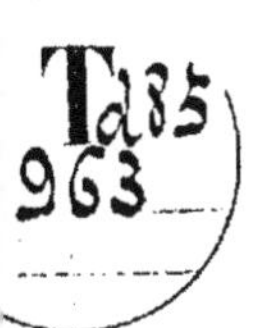
T 85
963

CONTRIBUTION A L'ÉTUDE

DE LA

PATHOGÉNIE ET DU TRAITEMENT

DU TÉTANOS

PAR

Louis MARTIAL

DOCTEUR EN MÉDECINE DE LA FACULTÉ DE PARIS

ANCIEN CHEF DE CLINIQUE-ADJOINT DU Dr FAUVEL

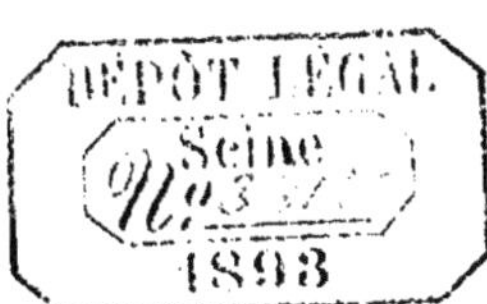

PARIS

G. STEINHEIL, ÉDITEUR

2, RUE CASIMIR-DELAVIGNE, 2

1893

85
d
963

S 15: 771

CONTRIBUTION A L'ÉTUDE

DE LA

PATHOGÉNIE ET DU TRAITEMENT

DU TÉTANOS

CONTRIBUTION A L'ÉTUDE

DE LA

PATHOGÉNIE ET DU TRAITEMENT

DU TÉTANOS

PAR

Louis MARTIAL

DOCTEUR EN MÉDECINE DE LA FACULTÉ DE PARIS
ANCIEN CHEF DE CLINIQUE-ADJOINT DU Dr FAUVEL

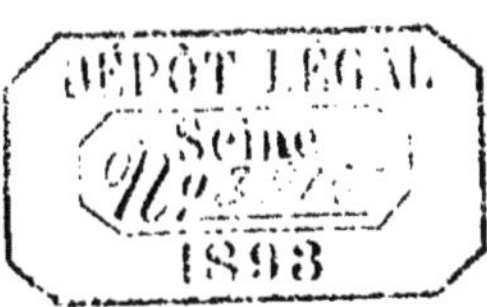

PARIS

G. STEINHEIL, ÉDITEUR

2, RUE CASIMIR-DELAVIGNE, 2

1893

CONTRIBUTION A L'ÉTUDE

DE LA

PATHOGÉNIE ET DU TRAITEMENT

DU TÉTANOS

INTRODUCTION

Bien que le tétanos soit une complication des plaies heureusement assez rare, il prend rang parmi ces fléaux terribles qui pardonnent peu à leurs victimes.

Aussi, le tétanos fait-il partie des questions les plus à l'ordre du jour et se trouve-t-il l'objet de nombreuses études au sein des sociétés savantes. De fort intéressantes communications ont été faites à son sujet, tant à la Société de Chirurgie, à l'Académie de Médecine, qu'à la Société de Biologie ; et de toutes ces discussions, des différents travaux publiés en France et à l'étranger, la lumière semble s'être faite en partie, bien que très incomplètement encore.

Il nous a été donné d'observer dans le service de notre maître, M. le professeur agrégé Schwartz, à l'hôpital Cochin, plusieurs cas de tétanos, offrant le plus haut intérêt, et nous avons eu l'idée d'en faire le sujet de notre thèse inaugurale.

Nous nous efforcerons, en nous appuyant sur les observations que nous présentons, d'ajouter quelques preuves à la théorie de l'origine tellurique du microbe de Nicolaïer. Puis nous exposerons le traitement qui semble le plus approprié au tétanos.

Nous diviserons donc notre étude de la manière suivante :

CHAPITRE Ier. — *Observations.*

CHAPITRE II. — *a)* Différentes *théories* émises au sujet de la pathogénie du tétanos.

b) Théorie de l'origine tellurique du bacille de Nicolaïer.

c) Nous essaierons de montrer, à l'aide d'une de nos observations, les manifestations qui résultent de l'évolution du bacille de Nicolaïer et du vibrion septique sur le même terrain.

CHAPITRE III. — *Traitement.*

a) Divers traitements suivis jusqu'à nos jours ;

b) Traitement actuel ;

c) Traitement chirurgical associé :

1º Au chloral.

2º Aux injections { de morphine. / d'acide phénique. / d'antitoxine.

Nous montrerons enfin les résultats qu'on peut espérer du traitement chirurgical associé au traitement médical.

Mais avant d'aborder notre sujet, qu'il nous soit permis de témoigner notre reconnaissance à notre maître, M. le docteur Schwartz, à qui revient l'idée première de ce travail, pour tout l'intérêt qu'il n'a cessé de nous témoigner pendant les deux années durant lesquelles nous avons été son élève.

Que notre ami et maître, M. le docteur Rieffel, accepte tous nos remerciements pour les bons conseils qu'il nous a prodigués et la sympathie qu'il n'a cessé de nous montrer.

Nous prions également M. le professeur Tillaux de vouloir bien accepter l'hommage de notre reconnaissance, pour l'honneur qu'il a bien voulu nous faire en acceptant la présidence de cette thèse.

À tous nos maîtres de l'École de Clermont-Ferrand, de la Faculté et des Hôpitaux de Paris, nous exprimons notre vive gratitude.

CHAPITRE PREMIER

Observations.

Avant d'aborder notre sujet, nous rapporterons au commencement de ce chapitre quatre observations de notre maître, observations publiées par lui, à la séance de la Société de chirurgie du 22 mars 1893, et une cinquième observation qui nous est personnelle.

OBSERVATION I (Schwartz). — *Tétanos aigu, évoluant en trois jours, après une incubation de sept jours, et se terminant par la mort, malgré une amputation faite loin des parties atteintes, quatre jours après la blessure.*

Le 6 avril 1891, le nommé C., charretier, âgé de 30 ans, demeurant route de Châtillon, à Malakoff, tomba pendant la matinée sous la roue d'une voiture de fumier pesamment chargée. Il se fait une légère éraflure sur la joue gauche ; par contre, sa main gauche prise entre le sol présente les lésions suivantes :

Le métacarpe et la racine des quatre derniers doigts sont écrasés et présentent des plaies par éclatement, avec ouverture des gaines tendineuses, tandis que l'éminence thénar et le pouce sont restés absolument intacts, fractures comminutives des métacarpiens et des premières phalanges. Le Dr Routier, qui remplaçait le Dr Schwartz, jugea la conservation possible, fit faire un pansement antiseptique humide après nettoyage complet des parties lésées et ordonna de grands bains phéniqués. Dès le lendemain, la température s'élevait à 39°,6, le soir, et l'on pouvait observer un commencement de sphacèle des téguments. Le 8 avril, M. Routier pratiqua deux larges incisions sur le dos de la main ; malgré tout, la fièvre dure, le sphacèle augmente en même temps qu'apparaît une lymphangite de l'avant-bras. Sur ces entrefaites, le 10 avril, M. Schwartz reprend son service et se décide, séance tenante, à l'amputation de l'avant-bras, au tiers supérieur, où n'existaient encore ni rougeur, ni gonflement. Amputation à deux lambeaux, en ayant soin de bien isoler, par un pansement bien fermé, les parties malades du membre, suture profondes et superficielles, deux drains.

Dès le lendemain 11 avril, la température tombait à 37°,4 l'état général était meilleur. Le 12 avril, un peu de gonflement douloureux du moignon force à enlever les deux sutures profondes ; le soir, le thermomètre marque 38°,4.

Le 13 avril, après une nuit agitée, l'opéré se plaint de ne pouvoir ouvrir facilement la bouche ; M. Schwartz reconnaît immédiatement qu'il est atteint de trismus et ordonne aussitôt 4 grammes de chloral et 1 centigramme 1/2 de chlorhydrate de morphine ; il est isolé, entouré d'ouate, mis dans l'obscurité à l'aide de toiles vert foncé, suspendues autour du lit.

Le 14 avril, la température atteint 38°,4 le matin et 38°,7 le soir ; le pouls qui était à 100 monte à 110 et 116, la respiration qui était à 15 atteint 25 puis 30 par minute, le trismus a augmenté ; le blessé prend 6 grammes de chloral en lavement et 4 grammes en potion et 2 centigrammes de morphine. On désunit complètement les lambeaux du moignon, il s'écoule au niveau des drains un peu de sérosité louche roussâtre ; pulvérisations phéniquées, puis pansement humide.

Le 15 avril, au trismus s'ajoute de la contracture des muscles du cou à gauche : continuation du chloral à la dose de 12 grammes et de la morphine à la dose de 2 centigrammes. Le 16 avril, tous les muscles du côté gauche se prennent et nous montrent le tableau classique du pleurosthotonos. Le thermomètre marque 40°,5, la respiration s'embarrasse et le blessé succombe à 10 h. 30 du matin, soit trois jours après le début des accidents. La température prise un quart-d'heure après la mort est de 41°,5.

En résumé, tétanos aigu, évoluant en trois jours, après une incubation de sept jours et se terminant par la mort, malgré une amputation, faite loin des parties atteintes, quatre jours après la blessure.

OBSERVATION II (Schwartz). — *Tétanos chronique après une période d'incubation de douze jours et terminé par la guérison.*

F. A..., encore un charretier, âgé de 31 ans, entre dans le service le 4 janvier 1892. Le 21 décembre dernier, il s'est fait en glissant la main sur un crochet de son camion une petite plaie contuse au niveau de l'éminence thénar du côté gauche, il n'y avait fait aucune attention, et quand le malade vint à l'hôpital elle est complètement cicatrisée : elle ne l'a pas empêché de continuer à se livrer à son travail ; toutefois, depuis cinq à six jours, il ne se sent pas dans son état normal, il accuse de la céphalalgie, une lassitude générale. C'est le 2 janvier, soit deux jours avant son entrée, douze jours après sa blessure, qu'il s'est aperçu en se éveillant qu'il ne pouvait pas facilement ouvrir la bouche et qu'il éprouvait une certaine raideur des muscles de la nuque qui l'empêchaient de baisser la tête ; dès son entrée à l'hôpital, on lui fait prendre 4 grammes de chloral. M. Schwartz le voit le 4 janvier, au matin, et voici quel est son état : on est immédiatement frappé de l'aspect singulier de la physionomie, les commissures des lèvres sont attirées en dehors, les orbiculaires oculaires sont ouverts largement, tous les autres muscles de la face paraissent être en contracture. Les arcades dentaires sont fortement serrées et il est très difficile de les écarter tant soit peu l'une de l'autre, la déglutition est difficile. Il existe une raideur manifeste de la nuque et des muscles du dos, telle que lorsque le malade s'assied, c'est tout d'une pièce, et son corps se déplace comme une tige. Les membres supérieurs ne présentent aucune raideur, pas plus que les membres inférieurs ; par contre, la paroi abdominale antérieure a une dureté tout à fait caractéristique et est rétractée vers la colonne vertébrale. La respiration est normale, le pouls est régulier quoique plus fréquent, la température ne dépasse pas 38°.

Le blessé est isolé, entouré d'ouate, mis dans un endroit obscur. On lui prescrit 5 grammes de choral, 2 centigrammes de morphine et on lui pratique séance tenante une injection d'eau phéniquée à 1/50e à l'aide d'une seringue de Pravaz (1 centimètre cube) sur le bras du côté blessé. Cela ne l'empêche pas d'avoir, le même jour, deux forts accès pendant lesquels tout son corps se raidit pendant quelques secondes, puis la crise disparue, il ne persiste plus que du trismus et de la contracture des muscles abdominaux.

Les jours suivants le même état persiste sans augmentation du côté de l'état général ; l'on fait matin et soir des injections d'eau phéniquée à 1/50e dans le bras gauche (2 seringues Pravaz, pleines), mais on administre en même temps 7, puis 9 grammes de chloral ; la température a monté à 38°,5.

Ce n'est que le 14 janvier, dix jours après son entrée, que l'on commence à constater un peu d'amélioration, la température redevient normale, le trismus est moins fort, la paroi abdominale s'assouplit un peu, les crises sont moins violentes, moins généralisées et moins longues.

Le 21 janvier, le blessé commence à écarter volontairement les arcades alvéolaires, la paroi abdominale s'assouplit de plus en plus, la raideur de la nuque a presque totalement disparu. Malgré tout, on a continué les injections phéniquées hypodermiques d'après Bacelli, le chloral à la dose de 8, puis 7, puis 6 grammes.

A partir de ce moment, les phénomènes de contracture disparaissent lentement et graduellement, les injections phéniquées sont supprimées, le chloral est encore donné, mais à doses de 4 et 3, puis 2 grammes par jour. Ce n'est que vers la mi-février, après six semaines de durée, que tout spasme a disparu, et le 15 février le blessé peut aller à Vincennes.

Il nous revient quatre jours après avec une rechute, du côté des muscles abdominaux seulement ; ceux-ci sont absolument durs comme du bois, la nuit le malade se réveille en sursaut et est pris de crises de contracture douloureuses. Le chloral lui est rendu à la dose de 3 et 4 grammes par jour. Le 29 février, il sort cette fois, totalement guéri. Il vient nous revoir plusieurs fois ensuite, et nous constatons que toute raideur a disparu, quoique le malade nous dise que, de temps en temps, il présente encore un peu de spasme de la paroi abdominale.

En somme : tétanos chronique après une période d'incubation de douze jours et terminé par la guérison.

OBSERVATION III (Schwartz). — *Guérison d'un cas de tétanos chez un enfant, blessé par un wagonnet.*

La troisième observation concerne un jeune garçon de 12 ans. B. G... qui, en s'amusant à grimper sur un wagonnet en marche dans le chantier des travaux du chemin de fer de Sceaux prolongé, fut renversé par lui. Les roues du wagonnet lui passèrent sur la jambe gauche et lui firent une plaie, longue de 10 centimètres, à la face interne et postérieure, intéressant les masses musculaires postérieures et produisant un assez large décollement. La plaie fut soigneusement nettoyée, débarrassée de la terre qui la souillait ; comme ses bords étaient contus, l'interne de garde tenta de les réunir en drainant largement le foyer.

L'accident était arrivé le 20 octobre 1892.

Tout se passa bien pendant les premiers jours, mais le 28 octobre se montra un sphacèle assez étendu à la partie postérieure de la plaie qui força à enlever tous les points de suture et à largement rouvrir le foyer traumatique. Pansements humides.

Le 3 novembre au soir, quinze jours après l'accident, le blessé se plaint de douleurs lombaires très violentes, survenant par crises assez fortes pour lui arracher des cris ; en même temps, il présente un peu de gêne de la mastication et ne peut ouvrir totalement la bouche. Le soir, le pouls est à 140°, mais la température est normale ainsi que la respiration. Urines normales. État local bon.

Le 4 novembre au matin, les douleurs lombaires ont diminué, mais il souffre davantage du côté de la mâchoire ; il n'a pas dormi cette nuit, et a eu à différentes reprises des crises qui lui ont fait pousser des cris ; on ordonne deux grammes de chloral sans poser encore un diagnostic bien précis, car l'enfant se plaint beaucoup de mal de gorge sans qu'on aperçoive la moindre rougeur ; rien non plus du côté des dents. État local satisfaisant. Rien d'anormal, la plaque de sphacèle se circonscrit.

Le soir du 4 novembre, le trismus devient net ; les arcades alvéolaires s'écartent difficilement, en même temps que les commissures buccales sont attirées en haut et en dehors. Continuation du chloral à la dose de 3 grammes.

Le 5 novembre, le trimus continue : aspect angoissé de l'enfant. Mastication et déglutition difficile ; spasme des muscles de la nuque. Spasme aussi de tous les muscles et surtout des extenseurs du pied à gauche ; les tendons des extenseurs des orteils se dessinent comme des cordes sous les téguments ; rien du côté des muscles de la cuisse.

Fonctions normales. Isolement du petit blessé ; continuation du chloral, alimentation liquide.

Le 6 novembre, la digestion devient plus difficile, la respiration reste normale ; le pouls est toujours, et depuis le début, très fréquent 120-140 ; la contracture du membre inférieur gauche est permanente, celui de droite est libre ; on fait prier le Dr Roux de venir voir l'enfant, et, le soir, il lai fait une injection de 165 centimètres cubes de sérum de cheval, rend réfractaire au tétanos ; l'injection est faite sur les deux membres érieurs.

Le 7 novembre, progrès en mal depuis hier ; contracture des muscles de la face, déglutition difficile, respiration plus gênée ; hyperesthésie des deux membres inférieurs injectés, telle que le moindre attouchement arrache des cris au petit blessé ; ce jour-là, nouvelle injection de sérum antitoxique, de 100 centimètres cubes, des deux côtés, dans la paroi abdominale ; on continue toujours le chloral.

Le 8 novembre, l'état est stationnaire ; toutefois, il y a plutôt un peu de mieux du côté de la déglutition, il y a moins d'hyperesthésie des deux membres inférieurs ; par contre, c'est la paroi abdominale qui est hyperesthésiée et se contracture. Le pouls et tombé à 112. La plaie évolue toujours vers la guérison ; l'eschare est détachée.

Les jours suivants, les phénomènes de contracture et de crise du côté des masticateurs, des muscles de la nuque, des muscles de la déglutition disparaissent peu à peu, mais il persiste jusqu'au

25 novembre de la raideur de la paroi abdominale et une contracture très intense des extenseurs du pied gauche, qui est en varus équin, et qui ne disparaît totalement que le 3 décembre.

Le 17 novembre, l'enfant a présenté une éruption d'urticaire généralisée à la face, au tronc et aux hanches qui disparut le 18, et qu'il faut attribuer, d'après M. le Dr Roux, aux injections de sérum antitoxique ; l'enfant a été revu parfaitement guéri depuis.

OBSERVATION IV (Schwartz). — *Tétanos évoluant en trois jours et se terminant par la mort, avec les signes d'une intoxication profonde après l'infection, très rapidement au début des accidents.*

Il s'agit d'un homme qui fut apporté dans le service à l'hôpital Cochin, pour une fracture compliquée de la cuisse, par écrasement.

C'était un charretier alcoolique d'une cinquantaine d'années, dont la cuisse avait été prise sous la roue de son tombereau, le 2 mars dernier. La fracture siégeait au niveau de la partie moyenne de la cuisse et là aussi, sur la région antérieure, se remarquait une plaie contuse assez large, à bords décollés, qui laissait suinter du sang noir en assez grande quantité. On fit aussitôt le nettoyage complet de la plaie au chlorure de zinc au 1/20e et à l'eau phéniquée forte, puis on établit, à l'aide de deux gros drains, un drainage du décollement et l'appareil à traction continu fut appliqué par dessus un pansement antiseptique sec. Le blessé ayant de la fièvre (3 jours suivants) et délirant la nuit, on soupçonna de la rétention et un peu d'ostéomyélite des fragments de la fracture ; un large débridement fut pratiqué, par lequel on enleva quatre esquilles volumineuses, complètement détachées, la cavité fut nettoyée, bourrée à la gaze antiseptique. Le soir, l'état général du blessé n'est guère modifié ; seule, la température a baissé et est tombée à 37°,9 au lieu de 40°, qu'elle était la veille. Le 11 mars, neuf jours par conséquent après l'accident, l'infirmier qui le veille la nuit du 10 au 11, observe que depuis le matin, il est difficile de lui faire ouvrir la bouche et que tout son corps se raidit quand on veut le lever dans son lit.

A la visite du matin, on constate du trismus bien net ; en cherchant à écarter les arcades alvéolaires, on détermine une contracture de tous les muscles de la face, qui donne à la physionomie cet aspect tout spécial du rire sardonique. Il n'existe pas de raideur de la nuque ni des muscles du dos ; les membres supérieurs et inférieurs ne se contractent que d'une façon intermittente et passagère, quand on excite les téguments.

M. le Dr Roux prévenu aussitôt, fait l'après-midi même à trois heures, une injection de 50 centimètres cubes de sérum antitoxique. La température du matin était de 37°, elle monte à 37°,5 seulement le soir.

A six heures du soir, nouvelle injection de 50 centimètres cubes de sérum au moment où il n'existe pas de trismus, mais seulement des contractures passagères des muscles de la face. A la suite de la piqûre, le blessé a un accès pendant lequel tous les muscles du côté blessé se contractent et lui donnent l'attitude du pleurosthotonos ; à diverses reprises, le même fait se produit. A minuit, nouvelle injection de 50 centimètres cubes de sérum. Les températures de la nuit sont : à 11 heures 37°,5 ; à 2 heures 38°,5 ; à 4 heures 40°. Le pouls, si ce n'est sa fréquence proportionnelle à la température, ne présente rien d'anormal. La respiration est un peu saccadée.

Le 12 mars, pas d'aggravation des contractures et des accès : il y a plutôt une légère amélioration. Trismus intermittent : le matin, injection de 35 centimètres cubes de sérum antitoxique ; le soir, 45 centimètres cubes du même liquide.

Toute la journée, le thermomètre oscille vers 39°, et le soir, il atteint 39°,8 ; l'état général est plus mauvais.

Le 13 mars, pendant la nuit, la température n'a pas dépassé 38°,8, mais l'état général est devenu plus mauvais ; le blessé a perdu connaissance et est dans un demi-coma ; son teint est comme cireux. Les muscles de la face se contractent à certains moments ; la respiration n'est pas embarrassée. Pendant tout ce temps, la plaie de la cuisse, régulièrement pansée, n'a présenté rien de spécial. Il meurt à une heure et demie de l'après-midi.

L'autopsie complète n'a pu être faite, mais le Dr Vaillard a pu recueillir de la pulpe cérébrale, des fragments de muscles avec lesquels on a fait des cultures et des expériences dont on ne connaît pas encore les résultats.

En résumé, tétanos évoluant en trois jours et se terminant par la mort, avec les signes d'une intoxication profonde après l'injection, très rapidement après le début apparent des accidents (7 heures), de 230 centimètres cubes de sérum antitoxique eu cinq fois.

OBSERVATION V (Personnelle). — *Gangrène foudroyante et tétanos.* — *Amputation.* — *Mort.* — Recueillie dans le service de M. le Dr **Schwartz**, à l'hôpital Cochin.

G..., mécanicien, 28, ans est tombé d'une balançoire, à Robinson, sur le sol. La main était portée en avant, lors de la chute et c'est sur la paume de la main qu'a porté le poids du corps. Il a une fracture double des deux os de l'avant-bras à leur extrémité inférieure, avec plaie s'ouvrant au niveau de la face externe de l'épiphyse radiale. Cette plaie a été souillée par la terre.

Un médecin appelé de suite, a réduit la fracture, mais sans procéder au nettoyage de la plaie d'une façon suffisante.

Ce n'est que plusieurs heures après, le 9 avril 1893, que le blessé rentre dans le service.

On lui fait aussitôt de nombreux lavages au sublimé, et malgré ces lavages et les pansements antiseptiques, la température s'élève à 39°,2, le 12 avril au soir.

En même temps, l'avant-bras présente des signes d'enflure et de gangrène septique.

Le 13 avril, amputation du bras. Immédiatement abaissement de la température qui est de 36°,2 le soir même. La température se maintient jusqu'au 17 avril autour de la normale.

Examen de l'avant-bras amputé : Infiltration du tissu cellulaire de la main et de l'avant-bras, mais ne dépassant pas le coude. Bouillie sanieuse à la région postéro-interne de l'avant-bras avec fusée entre le long supinateur et le premier radial externe.

Le foyer de la fracture communique avec l'extérieur par un long trajet qui s'ouvre à l'extérieur au niveau de l'apophyse styloïde

2

du radius et du côté externe. Le radius est fracturé longitudina-
lement dans le sens antéro-postérieur. Le trait de fracture d'une
longueur de 3 centimètres environ, intéresse la diaphyse et l'épiphyse de l'os qu'elle sectionne en deux portions.

La fracture du cubitus intéresse seulement l'apophyse styloïde
de cet os sectionné transversalement.

Le 17 avril. Contractures de la mâchoire inférieure. Trismus
des muscles pharyngiens. Difficultés pour avaler.

A 3 heures, injection de sérum antitoxique par M. Roux : 55 gr.

A 10 heures, injection de 50 gr. par M. Touche, interne du service.

Le malade n'a pas encore de contracture des muscles du tronc
ni des membres.

Température : le matin, 36°,6 ; le soir, 37°,4. Chloral.

Le 18 avril. La contracture de la mâchoire s'est accentuée. La
déglutition est presqu'impossible et la phonation très difficile.
Les muscles de la nuque sont contracturés.

A 9 heures du matin, injection de 50 grammes de sérum. Le
pouls est à 100 et la température : matin, 36°,6 ; soir, 37°,5 ; respiration normale.

Le malade ressent des douleurs dans la jambe droite qui est
celle où on fait les injections.

Le malade qui n'a évacué qu'une très petite quantité d'urine
depuis le matin du 17, est sondé le 18. Urine normale.

La plaie opératoire du bras gauche est en bonne voie, pas de
phénomènes d'infection. Pulvérisation phéniquée tous les jours.
Le malade ne présente pas de secousses ni de crises tétaniques.

Le soir, injection par M. Touche de 40 gr. de sérum.

Le 19 avril. Le malade est couvert de sueurs profuses, faciès
terreux et grippé. La contracture de la nuque et de la mâchoire
inférieure semblent avoir diminué. La phonation est plus facile
que la veille, mais en revanche, la déglutition est plus difficile.

Le malade a uriné spontanément. En outre, il perd fréquem-
ment quelques gouttes d'urine.

Quelques secousses dans le membre supérieur droit ; face gri-
maçante par instants.

Pas de douleurs dans la plaie opératoire ni dans les membres.
Le matin, pansement; pas de suppuration.
La température, 30°; le pouls, 110.
Dans la journée, pas de contractures exagérées.
Le 20 avril. Décès à 9 heures du matin.

CHAPITRE II

Historique de la pathogénie du tétanos.

Avant d'exposer les opinions admises de nos jours au sujet du tétanos, nous allons rapidement repasser les diverses théories qui ont régné jusqu'à la conception actuelle.

La pathogénie du tétanos a, de tout temps, préoccupé les médecins. En effet, nous voyons Hippocrate, Celse, Galien, etc., donner une description sommaire du tétanos et insister sur l'importance qu'ils attachaient au froid.

Puis, pendant une longue période, on se contente d'étudier la symptomatologie de l'affection.

Ambroise Paré et, plus tard, Guy de Chauliac, Fabrice d'Aquapendente, Boerhaave ébauchent la théorie nerveuse que nous voyons de nos jours développée et complétée par Vulpian, Brown-Séquard, Richelot, Arloing, Tripier, Saucerotte et Verneuil.

Théorie musculaire. — Entre temps, nous trouvons une théorie soutenue par Stutz, Martin de Pedro, etc. Pour ces auteurs, le tétanos est localisé dans le système musculaire. Plus tard, en effet, Bowmann, Zenker y trouvaient des lésions de dégénérescence cireuse ; Conor et Hayem, de dégénérescence graisseuse, mais la pathogénie variait suivant chaque auteur.

D'essence rhumatismale pour Martin de Pedro, le tétanos était dû, suivant Stutz, à l'accumulation de l'oxygène et, suivant Forbes, à l'augmentation d'acide lactique.

Or, ce sont là deux phénomènes physiologiques qui dépendent de la contracture.

Cette théorie musculaire, avec ses différentes hypothèses, prenait l'effet pour la cause, laissant de côté la part du système nerveux.

Théorie nerveuse. — Nous voyons la théorie nerveuse partir d'un principe exact que les recherches expérimentales ont confirmé. Les convulsions tétaniques sont réflexes et dues à une excitation périphérique de la moelle des régions supérieures d'abord, inférieures ensuite, d'où contractures musculaires avec ou sans hyperthermie.

Jusque-là, nous sommes dans le vrai. Mais lorsque Brown-Séquard et les autres auteurs en cherchaient la cause dans une névrite, une dilacération nerveuse, une inflammation banale, ils passaient à côté de ce qui est : de même, Rici admettant la paralysie du cerveau, Foster, celle des centres modificateurs des mouvements réflexes, Kinger, Marrel, une incoordination par la diffusion intra-médullaire des impressions périphériques.

Saucerotte se trompe également en admettant pour principe du tétanos une excitation de la substance grise du cerveau, à la suite de lésions (tétanos traumatique) ou de perturbations chimiques (tétanos spontané).

PREUVES VENANT A L'APPUI DE LA THÉORIE. — Nous devons dire d'ailleurs que les preuves données reposaient sur l'anatomie pathologique, l'expérimentation, la clinique.

Examinons-les : les lésions, tant celles du système musculaire que celles du système nerveux, variant d'une hyper-hémie légère à une inflammation intense avec ou sans ramol-lissement, sont en outre très inconstantes.

Expérimentalement, nous voyons Tillaux, Arloing et Tri-pier, Weir Mitchell, etc., contusionner, dilacérer les nerfs de toutes façons, Letulle injecter du mercure; Pitres et Vaillard, du plomb, sans que jamais il en résulte le tétanos. Seul, un fait positif de Brown-Séquard vient à l'appui de cette théorie; encore verrons-nous qu'il est sujet à discussion. Cet auteur enfonça un clou dans la patte d'un chien et vit apparaître le tétanos.

Voici une expérience qui semblerait concluante si on ne se demandait pas : « Peut-on nous prouver que le clou ou la patte n'étaient pas infectés ? »

Cliniquement Rose, Luys font intervenir le tempérament nerveux, Dupuytren les émotions, les causes de dépression quelles qu'elles soient, qu'elles attaquent le physique ou agissent sur le moral. A cela, nous répondrons que toutes les affections sont influencées par ces mêmes causes.

Enfin, nous ne ferons que signaler les preuves que l'on essayait de tirer de l'influence, quelquefois heureuse, des am-putations ou des sections nerveuses, preuves qui ne résistent guère à un examen sérieux et attentif, puisqu'aujourd'hui nous savons interpréter leur effet. Nous n'insisterons pas non plus, avec Terrier, sur l'impossibilité où étaient ces données, d'expliquer les localisations des spasmes dans cer-tains muscles éloignés du foyer lésé, les cas d'endémie, d'épidémie, de tétanos consécutif à de grands délabrements comme à de petites écorchures.

THÉORIE HUMORALE. — Si les théories précédentes n'envi-sageaient en réalité que l'effet, avec la théorie humorale, nous arrivons à la notion d'intoxication, et nous pouvons déjà expliquer un certain nombre de faits restés obscurs jusque-là. Disons tout d'abord, que cette théorie emprunte aux deux premières : l'influence du froid, à la théorie rhumatismale — à titre de cause prédisposante ; — l'acte réflexe, à la théorie nerveuse. A ces deux notions, elle ajoute celle d'intoxication.

Cette idée n'était pas nouvelle en vérité. Les allures épidémiques prises, en certains cas, par le tétanos, soit sur le champ de bataille, soit dans les villes, la marche des accidents ressemblant à ceux de l'empoisonnement par la strychnine, avaient depuis longtemps attiré l'attention. Nous voyons Arétée, A. Paré, conseiller de veiller avec grand soin aux pansements.

En 1753, Boerhaave croit à l'existence d'une matière irritante au niveau de la plaie, mise sur le compte par Dufouart (1802) du dessèchement de la plaie et de la rétention du pus. Puis nous arrivons à Simpson, qui, en 1854, se fondant sur le rapprochement fait par lui du tétanos traumatique et obstétrical, soutient qu'il pénètre au niveau de la plaie un poison jouissant de propriétés analogues à celles de la brucine, de la strychnine.

L'idée de la nature infectieuse du tétanos fut successivement adoptée par B. Travers, fils (1855), Bétoli (1859), Vulpian (1866), Billroth (1868), Lehmann, Richardson, Després, Rose, Hallopeau (1871), Labbé (1873), Verneuil, etc., etc. Pour ces auteurs, le tétanos résultait d'une intoxication spécifique dont les effets retentissaient sur la moelle. Cette intoxication était le fait d'une substance chimique fabriquée par la plaie, ou venue du dehors, ou absorbée au niveau du foyer traumatique, pénétrant par le sang dans l'organisme et y produisant des contractures et des spasmes.

Théorie actuelle. — Nous arrivons à la période microbienne. Sous l'influence de cette nouvelle doctrine, on dut abandonner l'idée d'un poison chimique. De là à se demander si la cause du tétanos n'était pas un micro-organisme inoculé dans la plaie, il n'y avait qu'un pas. Il fut vite franchi, avec l'aide de Lister, qui déclare que, depuis l'application de sa méthode, il n'avait observé, en six ans, que deux cas de tétanos, survenus à l'occasion de plaies septiques.

Cependant, cette hypothèse ne fut pas confirmée tout de suite par l'expérimentation. Il était, en effet, logique pour prouver que l'on avait affaire à un micro-organisme, d'essayer de transmettre, par des inoculations, le tétanos de l'homme aux animaux, et d'animal à animal. C'est ce que Billroth, Arloing et Tripier, Nocard, etc., tentèrent de faire, en se servant du sang des animaux malades. Ils échouèrent absolument, quoique Brower et Curtis aient trouvé des micro-organismes dans le sang de tétaniques.

Ce n'est qu'en 1884, que Carle et Rattoni réussissent à obtenir de bons et sûrs résultats,

Ces auteurs inoculent à des lapins une émulsion provenant de la macération d'un sujet mort du tétanos, et produisent des cas types de la maladie. Ils concluent de leurs succès, que le tétanos est une maladie infectieuse, mais ils ne peuvent ni voir, ni cultiver le microbe.

A la fin de la même année, Nicolaïer, étudiant les bacilles du sol à l'Institut d'hygiène de Gœttingue, trouva un bacille en forme d'épingle, dont l'inoculation aux animaux provoque le tétanos. Il en fut de même avec la terre provenant des rues de Berlin, Leipsig, Wiesbaden, et ces expériences furent contrôlées par Rosenbach, qui se servit d'un fragment de tissu pris au niveau d'un foyer de gangrène du pied compliquée de trismus.

Rosenbach tenta de faire des cultures. Il ne put les obtenir pures, mais réussit, malgré cela, à provoquer le tétanos en les inoculant. Ces expériences sont reprises avec succès par Beumer, Clutton, Nocard, Kitasato, Sanchez Toledo, etc., etc.

Le premier, Kitasato, isole le bacille et l'obtient en culture pure (1889), facilitant ainsi et son étude et celle de sa toxine.

BACILLE DE NICOLAÏER. SES CARACTÈRES. — Nous ne nous attarderons pas à l'étude bactériologique du bacille de Nicolaïer : qu'il nous suffise de savoir que c'est un bâtonnet de 3 ou 4 μ de long, présentant à une de ses extrémités un petit renflement — d'où la forme d'une épingle selon la comparaison de Nicolaïer — se colorant facilement. Plus tard, ce bacille affecte les formes d'une spore, ne se colorant qu'avec de grandes difficultés. Ce bacille se cultive dans les milieux habituels, mais à l'abri de l'air. Il est en effet complètement anaérobie.

Il se développe le mieux à la température de 36° à 38° avec limites à 14° et à 42°. Signalons l'odeur caractéristique de corne ou de poils brûlés exhalée par ces cultures, la mobilité du bacille quand il porte des spores et son polymorphisme. Sanchez Toledo a montré en effet que, si dans le pus de la plaie, le bacille avait le plus souvent l'aspect d'une soie de sanglier (bacille fin, très droit), on pouvait le rencontrer aussi, sous la forme d'un filament grêle ou d'un bâtonnet sporulé. Dans les cultures sur gélatine, nous le trouvons à l'état de bâtonnet court, grêle, mobile, de filaments allongés, de bacille à double ou à simple spore.

Il est une question de première importance : c'est la virulence de ce microbe et sa résistance aux agents extérieurs. Tous les expérimentateurs sont unanimes sur ce point : ces deux propriétés du bacille sont extrêmes et on les retrouve aussi bien quand il s'agit de terre tétanique, de plaie tétanique ou de cultures pures de microbes. Nous n'insisterons pas sur les nombreuses expériences faites à ce sujet.

Disons seulement que ce sont les spores qui offrent la plus grande résistance aux agents chimiques et que, parmi ces derniers, le plus actif nous semble être le bichlorure de mercure, en solution à 2 0/00 additionnée de 5 grammes d'HCl. Un contact de 30 minutes suffirait pour détruire les microbes d'après Kitasato.

Ce même auteur a montré qu'il faut la température de l'ébullition prolongée pendant cinq minutes pour stériliser les objets plongés dans la chaleur humide.

L'agent tétanique étant connu, nous devons nous demander où il se trouve et dans quelles conditions il peut agir sur l'organisme.

Théorie de l'origine tellurique du bacille de Nicolaïer. — Causes du tétanos. — Le tétanos humain est soumis à un certain nombre de causes que les auteurs classiques distinguent en général, en trois catégories principales, selon qu'elles ressortissent à la blessure, au blessé, au milieu.

Influence de la blessure et de son siège. — Depuis de longues années, on accorde une grande importance à la blessure et, spécialement, à la localisation de cette blessure. On avait remarqué de tous temps que les plaies situées aux extrémités des membres — aux doigts, aux orteils, par exemple — étaient plus exposées au tétanos. Autrefois, on avait cherché à expliquer cela par des raisons d'ordre anatomique, aujourd'hui on l'explique tout naturellement par le contact fréquent des extrémités avec le sol.

Exemples pris dans nos observations. — Nous en avons

de fréquents exemples dans nos observations. Si nous étudions les cas que nous venons de rapporter, nous verrons que nos blessés, deux fois sur quatre, sont blessés à la main par des objets infectés par la terre.

C'est, tout d'abord, dans notre observation I, un charretier qui a la main gauche prise entre le sol et la roue de sa voiture. Le métacarpe et la racine des quatre derniers doigts sont écrasés et présentent des plaies par éclatement avec ouverture des gaines tendineuses, tandis que l'éminence thénar et le pouce sont restés absolument intacts.

Puis, dans notre observation II, voici encore un charretier qui se fait à la main une petite plaie contuse en glissant sur un crochet de son camion encore infecté par la terre.

Nous pourrions multiplier les exemples montrant l'importance du siège de la blessure et la raison de cette importance : ils sont très nombreux et très probants et nous montrent bien que si les blessures des extrémités sont souvent compliquées de tétanos, c'est parce que les extrémités sont en contact avec le sol bien plus souvent que le reste du corps.

Les statistiques de guerre signalaient également la gravité particulière des plaies par écrasement, étendues, surtout de celles consécutives à des éclats d'obus entraînant les poussières du sol.

Vaillard et Rouget en démontrant que les infections du bacille tétanique faites dans les tissus déjà lésés ont beaucoup plus d'efficacité, en notant de plus l'influence des fractures ous-cutanées, des plaies avec nécrose et épanchements sanguins ont confirmé l'importance de la plaie et de la nature de la blessure.

Conditions tirées du blessé et de sa profession. — Les conditions tirées du blessé et de sa profession sont tout aussi nombreuses et importantes.

Depuis longtemps, les différents auteurs qui se sont occupés du tétanos ont compris que les gens faibles, anémiés, résistaient mal à cette terrible complication.

Mais, ce qu'il y a de plus important encore à considérer, c'est l'influence de la profession des personnes le plus souvent atteintes.

Au premier rang, nous mettrons les charretiers et les ouvriers terrassiers.

Dans les divers cas de tétanos que nous rapportons dans cette thèse, nous avons affaire trois fois sur quatre à des charretiers. Nous verrons dans un instant la raison qui fait que les blessures des manœuvres en contact direct avec le sol — jardiniers, charretiers, maçons, etc., — se compliquent souvent de tétanos.

Influence des races, de l'hygiène. — Quant à l'influence des races, nous savons aujourd'hui qu'elle n'a pas l'importance qu'on lui avait autrefois accordée.

Il n'en est pas de même de l'hygiène, de la propreté. Les découvertes antiseptiques ont bien diminué le nombre des victimes et nous ne trouverons pas étonnant que les nègres, par exemple, peu au courant des nouvelles méthodes et ne connaissant qu'imparfaitement l'usage des vêtements et des chaussures soient plus exposés que nous au tétanos. Il est très naturel également, qu'à cause de ses occupations, l'homme soit plus souvent atteint que la femme. De même, il est permis d'invoquer, comme nous le disions déjà tantôt, les privations et les excès en général.

Conditions tirées du milieu. — Quant aux conditions tirées du milieu, elles sont non moins évidentes. On a incriminé, avec juste raison, les brusques variations de température, les habitations insalubres, etc.

Pathogénie exacte du tétanos. — Nous connaissons donc maintenant les causes qui favorisent la pénétration du bacille de Nicolaïer. Nous devons donc nous demander quelle est la pathogénie exacte du tétanos ?

Nous nous trouvons en présence de deux théories : l'une, soutenue par M. Verneuil, qui affirme l'origine équine de cette affection ; l'autre, défendue par la grande majorité des auteurs, qui n'admettent que l'origine tellurique.

Examinons-les :

Théorie de M. Verneuil. — « De même que la rage est d'origine équine, dit M. Verneuil, bien que le loup et le rat soient susceptibles de la contracter : comme le charbon est d'origine ovine, bien que le cheval et le bœuf soient aussi capables de le donner, ainsi le tétanos est d'origine équine. »

Collin, Prevost, Crossuard, Millet, défendent cette idée dont la conclusion est que supprimer le tétanos équin, serait du même coup supprimer le tétanos même, car si le cheval n'est pas toujours tétanigène, il est constamment tétanifère.

Toutefois, M. Verneuil ne soutient pas que le cheval soit, dans tous les cas, l'intermédiaire direct. Le blessé peut parfaitement être infecté par la terre, mais à la seule condition que cette terre aura été elle-même probablement infectée par le cheval.

Et alors, à l'appui de cette thèse, M. Verneuil nous montre que les professions surtout atteintes de tétanos sont celles qui sont le plus souvent en contact avec les chevaux. Il signale que, dans l'armée en temps de paix, le tétanos fait plus

de victimes dans les régiments de cavalerie que dans ceux
d'infanterie.

Discussion de cette théorie. — Que le cheval soit tétanifère,
personne ne songe à le nier. MM. Saucerotte, Perron, Gaulier,
qui ont combattu la thèse de M. Verneuil l'accordent parfaitement.

Le cheval vit au milieu de la poussière de foin et de paille,
il travaille plus que le bœuf, se fatigue beaucoup, se blesse
souvent par le harnais et les traits et se trouve par conséquent
dans d'excellentes conditions pour le développement du bacille
de Nicolaïer.

Sanchez Toledo constata la présence du bacille dans les
crottins du cheval et cela eut apporté un solide appui à la
théorie équine, si ce même expérimentateur n'avait rencontré
dans la bouse des vaches les mêmes bacilles. Il semble dès
lors qu'on est obligé d'admettre que le cheval et la vache in-
gèrent des aliments plus ou moins souillés de terre. Le cheval
n'est donc plus qu'un agent de contagion entre la terre et le
blessé.

Que le tétanos soit plus fréquent dans la cavalerie que dans
l'infanterie, c'est possible. Mais, il faut tenir compte de ce fait
capital, à savoir que les blessures par accidents, surtout par
chutes, morsures et coups de pieds de cheval, sont infini-
ment plus fréquentes. De telle sorte que l'argument s'il ne
se retourne pas, porte au moins à faux?

Et, de plus, voici un fait encore à l'appui de notre opinion.
Les règlements militaires forcent les cavaliers à se servir di-
rectement de leurs mains pour le pansage et le nettoyage des
écuries. Or, il est bien rare d'avoir les mains absolument in-
demnes de toute blessure. Par conséquent, si le cheval était
vraiment tétanigène, il y aurait bien peu d'hommes appelés à

servir dans la cavalerie qui seraient susceptibles d'échapper au tétanos.

M. Larger, dans une communication récente à la Société de chirurgie, abonde dans notre sens.

Il admet très bien que le cheval malade du tétanos soit un agent de contagion, de même que tout autre animal atteint de cette maladie peut le devenir. Mais que le cheval sain produit le tétanos, que le cheval est tétanifère ou tétanigène, en un mot, en tant que cheval, cela ne lui paraît pas plus admissible que pour tout autre animal.

On trouve peut-être plus souvent le cheval comme agent de la contagion, par ce fait que le cheval est un des animaux dont la réceptivité pour le tétanos est des plus grandes d'une part, et, d'autre part, dont le contact avec l'homme est journalier. Mais il n'est pas le seul. Le mouton — et M. Nocard a confirmé le fait — le mouton a pour le tétanos, non moins de réceptivité que le cheval. En dirigeant une enquête dans ce sens, il est bien probable qu'on trouverait des raisons aussi plausibles pour défendre l'origine ovine que l'origine équine du tétanos.

Voici, à ce sujet, la manière de voir de M. Terrier : il l'exprime en ces termes à la Société de chirurgie.

« Mon excellent ami Nocard, interrogeant notre maître commun, le professeur Goubaux, apprit de lui qu'il n'avait jamais eu connaissance qu'un élève ou un palefrenier soit mort du tétanos. Quant à lui, il ne connaît pas un seul vétérinaire, un seul élève de nos écoles, un seul palefrenier de nos hôpitaux qui soit mort du tétanos ».

Depuis cette époque, nous ne pensons pas que l'opinion de M. Nocard ait changé, nous dirons même que plus que jamais il semble croire à l'origine tellurique du tétanos.

Toujours à la même époque, M. Nocard écrivait qu'à Lyon,

M. le professeur Chauveau n'avait jamais eu connaissance qu'un vétérinaire, un élève ou un palefrenier de l'École de Lyon fut mort du tétanos.

Tel est aussi l'avis de M. le professeur Baillet, directeur de l'École vétérinaire de Toulouse, qui ne se souvient pas d'avoir vu un élève, un palefrenier ou un membre du corps enseignant, atteint de tétanos. Et, cependant, comme il le fait remarquer, il ne se passe pas d'années sans qu'il y ait quelques chevaux atteints de cette maladie dans les hôpitaux.

Si nous étudions maintenant les cas que nous rapportons au commencement de notre travail, nous voyons qu'ils plaident en faveur de la théorie de l'origine tellurique du bacille de Nicolaïer. Trois fois sur quatre, il s'est agi de charretiers.

Dans notre observation première, C..., charretier, tombe sous la roue d'une voiture et se fait de graves lésions : ceci a lieu le 6 avril, et le 13 avril, apparition du trismus.

La troisième observation concerne un jeune garçon de 12 ans, qui, en s'amusant à grimper sur un wagonnet en marche dans le chantier des travaux du chemin de fer de Sceaux prolongé, fut renversé par lui. Les roues du wagonnet lui passèrent sur la jambe gauche et lui firent une plaie longue de 10 centimètres à la face interne et postérieure, intéressant les masses musculaires postérieures et produisant un assez large décollement. Quatorze jours après, le tétanos éclate chez notre petit malade : il en guérit.

Voici notre observation la plus probante en faveur de la théorie tellurique.

Notre deuxième observation semblerait moins concluante. Le malade dont il est ici question s'est blessé en glissant la main sur un crochet de son camion. La plaie n'a donc pas été en contact direct avec la terre.

Cependant, nous ferons remarquer que la voiture dont il

s'agit avait porté de la terre selon toute probabilité, et que le crochet avait dû être infecté : cette explication nous semble fort rationnelle. Le crochet, à l'instar du cheval, n'a été ici que l'intermédiaire.

Objections. — Je sais bien qu'on peut nous objecter que les rues de Paris sont souillées par le crottin des chevaux et que, par conséquent, nous ne prouvons rien par nos observations, attendu que la terre qui a infecté les plaies de nos blessés avait, sans nul doute, été infectée elle-même au préalable.

A cela, nous répondrons par une fort intéressante communication de M. le D^r Le Dentec, médecin de la marine qui, nous semble-t-il, ne laisse aucun doute à cet égard.

M. Le Dentec avait été frappé de ce fait, c'est que le plus grand nombre des gens blessés par les flèches des peuplades des Nouvelles-Hébrides, mouraient du tétanos du neuvième au douzième jour, après la blessure.

En 1864, cinq personnes de la suite de l'évêque Patterson, sont atteintes par des flèches empoisonnées. Deux meurent du tétanos.

La même année, deux matelots du navire *Rosario* sont blessés : l'un d'eux succombe au tétanos.

Enfin, en 1875, le commodore Goodenaugh et deux matelots de la frégate *Pearl* meurent dans les mêmes conditions.

M. Le Dentec se livra à de laborieuses recherches à Nouméa d'abord, à Bordeaux ensuite. Il nous fait connaître le résultat de ses travaux et nous croyons ne pouvoir faire mieux que de rapporter textuellement la partie de la communication qui nous intéresse plus spécialement.

Communication de M. le D^r Le Dentec. — « Il reste une question importante à élucider, c'est de savoir à quelle source les indigènes vont puiser leur poison. Les inoculations faites à Nouméa montrent que les vieilles flèches contenant le microbe du tétanos, les inoculations faites à Bordeaux montrent que des flèches récemment préparées contenant le vibrion septique, le poison doit contenir primitivement et le bacille du tétanos et le vibrion septique ; celui-ci moins résistant disparaît le premier, lorsque la flèche vieillit. Or, la terre végétale est la seule matière qui renferme à la fois le vibrion septique et le microbe du tétanos. La conclusion est facile à tirer. Les naturels des Nouvelles-Hébrides empoisonnent leurs flèches avec de la terre végétale.

« Pendant que nous faisions ces expériences à Nouméa, nous avons eu la bonne fortune d'avoir à notre service un Canaque Néo-Hébridais, originaire de l'île de la Pentecôte. Il nous a exposé la façon dont ses compatriotes fabriquaient les flèches empoisonnées ; il en avait fabriqué lui-même pendant une guerre de tribu à tribu. Nous relatons cette expérience en respectant les moindres détails. On commence par faire, au moyen d'une pierre, une incision à un arbre appelé *dot*. Cette incision laisse échapper un suc laiteux qu'on laisse prendre en consistance sur l'arbre même ; on enduit la pointe de la flèche de guerre, c'est-à-dire l'os humain effilé, de ce suc devenu visqueux à l'air. Le suc ne sert qu'à fixer le poison véritable. On a enroulé sur cet enduit un fil en laissant un certain espace entre les spirales. Cela fait, au moyen d'une écuelle de noix de coco, on prend de l'humus au fond des trous des crabes dans les marais à palétuviers, marais très malsains, qui bordent la côte. On plonge dans cet humus l'extrémité de la flèche préparée, on fait sécher au soleil, et, après dessiccation, on enlève le fil ; l'enlèvement de ce fil fait tomber quelques parcelles de terre et a probablement pour but de produire des aspérités à la surface de la flèche empoisonnée. »

M. Le Dentec tire des faits précédents les conclusions suivantes : « Les naturels des Nouvelles-Hébrides et probablement ceux des îles Santa-Cruz et Salomon, empoisonnent leurs flèches avec de la terre des marais ; cette terre contient deux microbes pathogènes : le vibrion septique et le bacille du tétanos. Si les flèches sont anciennes (1) ou si la dessiccation au soleil a été trop prolongée, le vibrion septique peut avoir disparu. Il ne restera donc que le bacille de Nicolaïer, et le tétanos pourra être donné aux animaux en expérience.

Si les flèches sont récentes et si l'inoculation n'a pas été trop longue, le vibrion septique peut persister et provoquera chez le cobaye une septicémie mortelle au bout de 12 à 15 heures. Le tétanos, beaucoup plus long à se développer, n'aura pas le temps de se manifester.

« Enfin, dit le D' Le Dentec, on peut tirer de ces faits un argument absolument probant contre l'origine équine du tétanos ; en effet, *il n'y a jamais eu de chevaux aux Nouvelles-Hébrides. La terre seule est donc la source primitive du tétanos.*

Telle sera aussi notre conclusion.

(1) Exp. de l'auteur à Nouméa.

Gangrène gazeuse et Tétanos.

Notre V^e observation est encore intéressante au double point de vue de l'origine tellurique du tétanos et de son association possible avec d'autres microbes.

ASSOCIATION POSSIBLE DU BACILLE DE NICOLAÏER, AVEC D'AUTRES MICROBES. — On a déjà signalé la coïncidence du trismus avec le charbon, l'érysipèle, la fièvre typhoïde, la tuberculose ; mais ces cas sont non seulement rares, mais encore si sommairement rapportés, que l'on n'en peut déduire les relations réelles entre les diverses maladies.

Vaillard et Rouget ont démontré expérimentalement, et nous l'avons déjà dit, que le microbe de Nicolaïer, introduit au milieu des tissus, ne peut produire le tétanos. Il faut la présence des microbes pyogènes pour qu'il se multiplie dans la plaie.

Cette condition est toujours remplie en pathologie humaine. Il est, en effet, impossible que les corps vulnérants, ou la terre qui souille les plaies, ne servent de support qu'au microbe de Nicolaïer seul. On y peut trouver les micro-organismes les plus divers et, parmi eux, ceux de la suppuration.

Or, parmi les nombreuses bactéries du sol, on trouve le vibrion septique de Pasteur, et son inoculation dans une plaie, vient surcharger la symptomatologie par l'éclosion de la septicémie gangréneuse.

Il est donc permis de se demander si nous ne nous trouvons

pas en présence d'une simple coïncidence plutôt que d'une relation, en un mot, s'il ne s'agit pas d'une association, on pourrait dire fortuite, entre ces deux affections, sans que l'une le tétanos, soit aidée ou favorisée par l'autre, la septicémie gangréneuse.

M. Verneuil, en 1889, montra les rapports de ces deux affections, se basant sur les expériences de laboratoire et sur un certain nombre des faits cliniques produits dans des conditions telles, qu'ils avaient les valeurs d'expériences *in anima vili*. Notre observation est absolument semblable à ces faits, et c'est pour cela que nous allons essayer de montrer comment nous en comprenons la pathogénie.

Il était logique de songer à l'inoculation du tétanos aux animaux, mais on ne vit jamais se produire en même temps les deux maladies, et la raison était dans l'activité et la durée d'incubation inégales des deux virus.

La septicémie est, en effet, bien plus hâtive que le tétanos; de plus, elle est à peu près fatalement mortelle pour les animaux. Chez l'homme, nous voyons les faits se passer de la façon suivante :

L'époque d'apparition est la même, la septicémie gangréneuse se montrant la première ; seulement, la durée de l'incubation est un peu plus longue : durant de deux à trois jours pour la première affection et de sept à huit jours en moyenne pour la seconde.

Si les deux complications des plaies sont très graves, elles ne le sont pas également. En effet, la pratique de l'antisepsie, unie à une intervention rapide, permettent de sauver bien des malades atteints de septicémie gangréneuse, d'où la possibilité pour le tétanos d'élaborer ses toxines et de tuer secondairement le malade.

C'est ce qui s'est passé dans deux des faits rapportés par

M. Verneuil en 1889 et que nous rapportons brièvement, afin que l'on puisse les comparer avec les cas que nous signalons (1).

OBSERVATION VI

A Rouen, en 1885, un chasseur à cheval, très vigoureux, fait, dans le manège du régiment, une chute violente sur l'avant-bras gauche. On constate : 1° une fracture simple du radius à la partie moyenne ; 2° une seconde fracture des deux os, située plus bas, à deux ou trois centimètres de l'articulation du poignet. Les fragments supérieurs du radius et du cubitus font issue au dehors et sont comme étranglés par une boutonnière cutanée ; ils sont souillés par la poussière et la terre du manège, dont on les débarrasse incomplètement au moment de l'accident. Du reste, point d'hémorrhagie ni de troubles dans la sensibilité de la main.

Dans ces conditions, on tente la conservation du membre ; la plaie est nettoyée soigneusement avec la solution phéniquée forte : quelques esquilles mobiles sont enlevées ; enfin, le membre est immobilisé après pansement antiseptique.

Pendant quarante-huit heures, tout va bien : ni réaction, ni douleurs ; état général satisfaisant. Le troisième jour, changement subit.

L'avant-bras, jusqu'au coude, est tuméfié, douloureux et présente les caractères de l'affection connue sous le nom ancien d'érysipèle bronzé et appelé, par les modernes, septicémie gangréneuse ou foudroyante, œdème malin, etc., etc.

L'amputation du bras, jugée indispensable est aussitôt pratiquée par M. Weber, médecin inspecteur. On fait un pansement antiseptique sans réunion immédiate. L'extension du mal est arrêtée du coup et la plaie opératoire évolue à souhait. Mais, quatre jours écoulés, c'est-à-dire sept jours après l'accident, on voit successivement apparaître le trismus, la raideur de la nuque et la dysphagie ; bref, le tétanos avec tout son cortège. On institue aus-

____

(1) *Gazette des hôpitaux,* 8 novembre 1890.

sitôt le traitement par le chloral à haute dose, l'immobilité, la température constante, etc., mais le tout inutilement. Bien que la marche ait été lente, les contractures modérées, la fièvre peu intense, la mort survient au vingt-deuxième jour.

La plaie d'amputation était guérie.

Observation VII

Homme de 38 ans, chute de cheval. Luxation de la tête inférieure du cubitus, saillant à travers une boutonnière cutanée, mise en contact avec le fumier lentement chauffé au soleil depuis quatre mois et arrosé par une averse, trois jours avant l'accident : frisson violent une heure après. Le Dr Tédenat, appelé le lendemain trouve des collections gazeuses à la partie supérieure de l'avant-bras. Il incise, lave avec un liquide antiseptique, met le membre dans un liquide antiseptique permanent. Le tissu cellulaire mortifié dans les foyers gazeux s'élimine. Tout s'arrange, la famille croit tout danger conjuré ; mais, le contact de la plaie avec le fumier fait craindre l'invasion du tétanos. Celui-ci éclate le huitième jour et enlève le blessé en 48 heures.

Observation VIII

Jeune fille, 23 ans. Luxation du pied en dehors ; le plateau inférieur du tibia porte sur le sol et dans son cartilage, s'incruste de la poussière, l'accident a lieu aux environs d'un abattoir. On fait un lavage phéniqué.

Appelé le troisième jour, le Dr Tédenat trouve une arthrite purulente avec phlegmon diffusé jusqu'au genou. Incisions multiples. Vers le vingtième jour, tétanos qui guérit.

Après résection, la malade marche bien.

Notre observation personnelle est en tous points conforme à

celles que nous venons de rapporter. Ici encore, nous avons eu affaire à un blessé entré à l'hôpital pour une fracture de l'extrémité inférieure du radius et du cubitus.

Malgré les pansements antiseptiques les plus rigoureux, la température s'élève à 39° et l'avant-bras enfle en donnant des signes de gangrène septique.

On ampute le bras : la température redescend à 36°,2 et évolue autour de la normale jusqu'au 17 avril.

Le 17, le tétanos éclate, il évolue. Injections de sérum. Rien n'y fait, le 20 avril le malade meurt.

Conclusions. — De ces faits, nous conclurons avec M. Verneuil, que la coïncidence chez l'homme de la septicémie gangréneuse et du tétanos résulte de l'introduction simultanée du vibrion septique de M. Pasteur et du bacille de Nicolaïer, que l'on trouve réunis dans la terre cultivée ;

Que les deux affections évoluent côte à côte sans paraître s'influencer, puisque la suppuration n'empêche pas l'éclosion de la deuxième ; d'où il y aurait association morbide pure et simple.

Et nous ajouterons : non seulement ces faits sont en faveur de l'origine tellurique du tétanos, mais ils peuvent encore appuyer la théorie de Courmont et Doyon, pour lesquels ce ne sont pas les toxines tétaniques qui sont dangereuses, mais bien les produits secondaires engendrés par leur contact avec les humeurs de l'organisme.

En effet, le bacille de Nicolaïer, ne se diffusant pas, restant localisé au niveau de la blessure, si on supprime le membre dans le cas de gangrène septique, on fait disparaître du même coup le bacille. Mais, ses produits restent et, entraînés par l'absorption au niveau de la plaie, ils vont au loin produire leurs ravages au bout d'une durée variable et dépendant probablement de deux facteurs :

1° Du temps nécessaire à l'élaboration par l'organisme, sous l'influence des produits de sécrétion du microbe, du poison tétanique.

2° Des sujets dont les idiosyncrasies sont évidemment variables pour le tétanos comme pour les autres affections.

En résumé, dans le cas que nous rapportons — Obs. V — la mort est le fait du tétanos, puisque nous voyons celui-ci éclater quand les phénomènes septiques ont disparu et que la plaie opératoire de l'intervention a été cicatrisée.

CHAPITRE III

Traitement du tétanos.

Le traitement du tétanos a été l'objet des études des plus
anciens médecins. Il a d'ailleurs varié avec les nombreuses
théories émises à son sujet.

Historique. — A la fin du xviii° siècle, alors que naquit la
théorie, dite nerveuse, Trinka, à Vienne, proposa la section
dans la plaie des nerfs et des tendons incomplètement déchirés.

Puis, Widman pratique l'amputation des orteils et des
doigts. Larrey conseille d'enlever la cicatrice dans le but
de détruire les adhérences nerveuses. Avec Letiévant, il pratique la névrotomie, la névrotripsie et l'amputation, principa-
lement quand il a affaire au tétanos à marche progressive. Le
chirurgien distingue, en effet, le tétanos à marche progressive
du tétanos aigu.

A ces divers traitements chirurgicaux, on associe le traitement médical et on donne l'opium, la ciguë, l'aconit, la bel-
ladone.

Vers cette époque, en Angleterre, B. Travers pense que la
cause du tétanos pourrait tenir à une intoxication du sang.
Cette théorie, dite humorale, qu'il n'avait fait qu'entrevoir,
fut plus tard reprise et soutenue par Roser, Heilberg et Billroth,
puis modifiée sous l'influence de la doctrine des germes : l'in-

toxication par une substance chimique, devint une intoxication par les micro-organismes.

Cette nouvelle théorie, que la découverte des ptomaïnes
toxiques vint appuyer, ne modifia pas l'ancien traitement ; les
plaies furent pansées plus antiseptiquement, la médication
fut un peu mieux réglée, mais toujours dirigée contre les
phénomènes nerveux.

Benzi isole le malade et conseille de le tenir dans l'immobilité, le silence et l'obscurité ; Verneuil ajoute, à ce traitement,
l'enveloppement ouaté, qui isole le malade du contact de l'air
et le maintient dans un état de transpiration qui facilite l'élimination du poison. Pour calmer l'éréthisme des cellules
motrices du bulbe et de la moelle, on prescrit par la voie
buccale, à des doses variables, les opiacés, la morphine que
l'on associe au bromure de potassium et surtout au chloral.

Un moment délaissé, le traitement chirurgical est de nouveau
appliqué, après la découverte de l'anesthésie, quoique plus
sobrement.

Blum obtient des succès en pratiquant l'élongation des nerfs,
mais l'amputation devient l'opération de choix, surtout lorsque
la plaie siège au niveau des phalanges des doigts ou des
orteils ; lorsqu'elle siège sur les membres eux-mêmes, l'intervention est plus rare, bien que la plupart des auteurs
admettent qu'elle ne peut qu'arrêter ou diminuer la maladie,
jamais l'aggraver.

Durant ces dernières années, les travaux de Carle et de
Rattone, la découverte d'un bacille spécial au tétanos, bacille
en forme de clou, de bâtonnet ou d'haltère par Nicolaïer (1884),
les cultures faites par Kitasato en 1889, et les études de
MM. Vaillard, Sanchez-Toledo, Veillon en France, Tizzoni et
Cattani en Italie, en élucidant définitivement l'étiologie et la

pathogénie du tétanos, provoquèrent la recherche d'un nouveau traitement qui put être véritablement curatif.

Traitement actuel. — Nous devons avant tout nous préoccuper du traitement que l'on fait suivre en ce moment à nos malades. C'est un traitement entièrement médical qui tient tout entier dans la formule de M. Verneuil, la médication chloralo-morphinée jointe à la suppression — par l'isolement, le silence, l'immobilité, l'obscurité et l'emmaillotement dans la ouate — de toutes les excitations de sensibilité générale ou spéciale. On veut avant tout arriver à apaiser l'activité médullaire.

Or, ce mode de traitement, à notre avis, n'atteint et ne vise que les symptômes.

Le chloral et la morphine, le repos absolu sont d'excellents auxiliaires appelés à rendre de grands services. Je dis plus, ils sont indispensables, mais, je le répète, ce ne sont que des auxiliaires. On les oppose aux manifestations si redoutables du tétanos, mais c'est à l'agent producteur de ces troubles que nous devons nous adresser avant tout.

Pour qu'un traitement soit rationnel, il faut qu'il réponde à certaines indications qui ressortissent de la nature du poison, du blessé, du milieu. Nous ne nous occuperons pas des deux dernières considérations, mais nous essaierons de faire voir comment nous comprenons le mode d'action du bacille de Nicolaïer : d'où la nécessité de lui opposer la thérapeutique que nous proposons.

Un point capital est de savoir comment se comporte l'agent tétanique au niveau de la plaie. Se développe-t-il sur place ou bien ses colonies vont-elles au loin infecter l'organisme ?

Quelques auteurs, Ferrari, Shakspeare, etc., prétendent que l'on trouve le bacille dans le sang et les viscères, mais l'immense majorité des observateurs affirme le contraire. Nicolaïer, Sanchez Toledo, Kitasato, etc., n'ont pu, dans la plupart des cas, par les cultures, les examens microscopiques, les inoculations, retrouver le bacille dans le sang et les viscères, sauf quelques instants avant ou après la mort. Dans ces derniers cas, le bacille se trouve dans des conditions de milieu suffisantes à sa pullulation. En un mot, tout semble prouver que le bacille de Nicolaïer agit comme le microbe de la diphtérie, qu'il reste localisé au niveau de son point d'inoculation.

Nous ferons remarquer encore — ce que nous avons déjà dit — que seul le bacille ne suffit pas pour produire des accidents, mais qu'il faut qu'il soit associé aux micro-organismes de la suppuration.

Agent local, il faut donc qu'il produise une substance qui ait agi au loin. *C'est le poison tétanique.*

Poisons élaborés par le bacille. — Nicolaïer, en découvrant le bacille, avait émis l'idée de cette sécrétion possible. C'est Brieger qui isole le premier ces produits solubles au nombre de quatre, d'après lui : 1° la *tétanine,* qui, à dose infinitésimale, provoque des accès de trismus chez la souris ; 2° la *tétanotoxine,* donnant lieu à des accidents convulsifs et paralytiques, mais semblant moins active ; 3° la *spasmotoxine,* poison clonique et tonique ; enfin, un quatrième poison stimulant les sécrétions lacrymale et salivaires. Ces produits dont Brieger avait donné les formules, ne furent pas retrouvés par Weyl et Kitasato qui ne purent obtenir que la tétanine et la tétanotoxine, cette dernière, à l'état de trace et toutes les deux peu actives. Ces auteurs se servaient de cultures pures.

En un mot, quelque soient les expérimentateurs, ils retrouvent tous un produit soluble, comparé à un ferment, à une zymase, qui serait associé à un ferment septique, soumis

tous les deux aux mêmes influences et ayant une action élec-
tive sur le système nerveux (Brieger et Fränkel, Tizzoni et
Cattani, Vaillard et Vincent).

Or, comment agit ce poison ? Les expériences de Knud
Faber ont démontré que la toxine provoque un tétanos absolument semblable à celui qui résulte de l'inoculation du bacille. Les symptômes morbides commencent au point inoculé
et se généralisent plus ou moins.

La diffusion se ferait le long du système nerveux, par le
sang (Bruschettini, Camara-Pestana), tandis que Roux et
Vaillard admettent que la toxine ne se rencontre nulle part
en aussi grande abondance que dans le sang.

Enfin, Courmont et Doyon, dans une communication récente, nous disent que la question est encore plus complexe.
Les accidents seraient la conséquence de l'action du ferment
tétanique sur l'organisme, aux dépens duquel il produirait
une substance tétanisante, dont les effets sont semblables à
ceux de la strychnine et que l'on retrouverait en abondance
dans les muscles, le sang, les urines.

Quoi qu'il en soit, nous devons retenir de ces recherches que
le bacille reste localisé au point d'inoculation et y sécrète ses
toxines. Les plaies sont donc de véritables laboratoires, dont
le bacille ne sort pas, mais où il fabrique son poison, qui se
répand dans tout l'organisme.

Or, le traitement suivi en ce moment répond-il à la connaissance que nous avons des causes du mal ? A-t-il la
moindre action sur le poison sécrété ?

Prenons d'abord le chloral, dont l'emploi a été proposé et
conseillé tout spécialement par Langenbeck et Verneuil, et
voyons comment il agit :

Ce médicament a une action prédominante sur l'encéphale,
action qui s'exerce aussi, quoique moins vivement, sur la

moelle et le bulbe. A petite dose, la sensibilité et les réflexes sont conservés ; à dose moyenne, le sommeil s'accompagne de la perte de la sensibilité et de l'abolition des réflexes. Pour Le Fort, en faisant cesser les contractions, il soutiendrait les forces du malade et permettrait ainsi à la maladie d'évoluer vers la guérison. Pour beaucoup d'auteurs, il aurait donné de nombreux succès ; ce qui est certain, c'est qu'il agit merveilleusement surtout dans les formes subaiguës.

Le chloral est, en effet, précieux dans le traitement du tétanos, et dans nos observations mêmes, nous voyons combien son emploi nous a été utile.

Le deuxième cas que nous rapportons est un cas de tétanos chronique. Les accidents avaient débuté au bout de douze jours. Le traitement suivi fut le traitement par le chloral à haute dose : on fit aussi des injections phéniquées de Bacelli. Mais ici, la plus grande part du succès obtenu est due au chloral, dont le malade prenait de 8 à 12 grammes par jour.

Toutefois, si nous accordons une grande et heureuse influence au chloral, ce n'est qu'en tant que médicament auxiliaire. En effet, nous voyons bien que s'il calme les accidents nerveux, que s'il permet au malade de reposer, de moins souffrir, il n'atteint cependant pas la véritable cause du mal.

Ce qu'il faut tout d'abord supprimer, c'est le foyer d'infection. Celui-ci détruit, le traitement médical pourra alors agir, pourvu cependant, qu'on n'ait pas laissé le poison s'accumuler en trop grande quantité dans l'organisme. Nous avons vu que la plaie était le lieu d'élection des bacilles ; nous devons donc nous demander comment nous devons agir vis-à-vis des blessés dont les plaies ont été souillées par la terre et à qui nous sommes appelés à donner nos soins peu de temps après l'accident.

Les lavages antiseptiques les mieux faits ne donnent pas,

dans bien des cas, un résultat satisfaisant. Il est, en effet, bien probable que les liquides n'atteignent pas toujours l'endroit où se dissimulent les bacilles de Nicolaïer, car les plaies sont en général anfractueuses et profondes. Et, comme il nous faut avant tout éviter la suppuration même la plus faible, il nous semble rationnel de procéder à un nettoyage parfait de la plaie. On n'hésitera pas à cureter la plaie entière absolument comme on le fait dans les cas d'abcès froid et on procédera de suite à de longs et consciencieux lavages antiseptiques.

Mais, dans les cas de traumatismes graves, souillés par de la terre, la question d'amputation doit non pas se poser, mais se discuter. Nous voulons dire par là, que si le chirurgien balance entre la conservation et le sacrifice de la partie atteinte, en admettant que le malade le laisse seul juge de la question, ce fait que la plaie aura été profondément souillée par de la terre, devra faire pencher la balance plutôt vers l'amputation immédiate, et cela d'autant plus qu'il s'agira de régions de moindre importance.

Et, en admettant que blessé à qui nous sommes appelés à donner des soins tardifs, n'ait pas reçu les soins préventifs dont nous venons de parler, il nous semble que notre conduite devra être la même. En détruisant, en effet, la partie du membre infectée par le bacille, nous enlevons du même coup l'endroit où ce bacille fabrique son poison et nous permettons ainsi au traitement médical d'agir plus sûrement. De quelle manière? D'une façon que le simple raisonnement nous explique très bien.

Voici, je suppose, un malade chez lequel éclate le tétanos. Le poison tétanique a déjà été déversé dans l'organisme d'une façon plus que suffisante pour amener les accidents de toutes sortes propres à cette complication.

Nous allons faire à ce malade des injections d'antitoxine,

nous allons lui donner du chloral, pratiquer des injections de morphine, d'acide phénique, d'antitoxine. Très bien ; mais à mesure que l'antitoxine agira, en détruisant, en neutralisant les effets du poison, que le chloral, la morphine atténueront les accidents nerveux, dans la plaie, les bacilles continueront à produire du poison et les interventions thérapeutiques ne pourront suffir. Et, en admettant qu'elles puissent amener la guérison, il faudra un temps énorme pour arriver à cet heureux résultat. Il faudra, de plus, que les bacilles soient peu nombreux, ou — qu'on nous pardonne cette expression — très paresseux.

Avant tout, supprimons le foyer d'infection. Celui-ci détruit, nous aurons tout à espérer du traitement médical.

Mais, pour que l'intervention chirurgicale produise de bons résultats, il ne faut pas qu'elle soit discutée trop longuement, car la perte de temps favorise trop le bacille.

Nous savons bien, certes, qu'on ne prive pas, de gaieté de cœur, un malade d'un membre qui est souvent son gagne-pain et dont la perte a pour lui de graves conséquences. Mais quand, en conscience, on voit dans l'opération un moyen de lui sauver l'existence, doit-on hésiter ?

Tel est l'avis de M. Berger, qui, il y a peu de jours encore, recommandait, à l'Académie de médecine, le traitement chirurgical dans le tétanos.

Dans la séance du 23 mai 1893, M. Berger fait un rapport sur trois observations de tétanos traumatique, adressées à l'Académie par MM. Cerné (de Rouen), Darolles (de Provins) et Folet (de Lille). Dans ces trois cas, l'amélioration, puis la guérison de tous les accidents ont succédé de près à l'emploi d'un traitement local énergique. Ce traitement a été, dans le premier cas, l'amputation du doigt, dans les deux autres cas le nettoyage antiseptique complet du foyer traumatique.

De ces trois cas de tétanos, deux pouvaient être considérés comme appartenant au tétanos chronique : ils avaient résisté à l'emploi du chloral et de la morphine ; l'amélioration ne survint qu'après l'intervention chirurgicale ; le troisième cas paraît être un cas de tétanos aigu ; la désinfection très complète des foyers de suppuration, jointe au traitement général, amena la guérison.

M. Berger, partant de ces faits, où le traitement local a joué un rôle considérable dans la guérison du tétanos, examine quelle part revient aux moyens de cet ordre, dans les succès qui ont été récemment publiés et attribués, pour la plupart, à d'autres médications, et il conclut que, dans la majorité des cas, le traitement local a eu une large part à la guérison des malades. Il cite à l'appui sa propre statistique : sur quinze tétaniques, deux seulement ont guéri et ce sont précisément ceux qui avaient subi l'amputation ; tous les autres malades, chez lesquels il avait employé soit le chloral à haute dose, soit les injections anti-toxiques, ou bien la résection des nerfs des membres, sont morts.

En terminant, M. Berger fait remarquer que l'amputation n'est pas la seule intervention locale qui soit efficace.

L'ouverture large, la régularisation, la désinfection scrupuleuse du foyer traumatique peuvent suffire. Dans certains cas où le sacrifice du membre semblerait excessif, où la plaie est circonscrite et de peu de profondeur, une éradication peut être tentée, à condition qu'on extirpe le foyer traumatique avec une proportion de tissus sains, dépassant de beaucoup la limite des infiltrations et de la zône inflammatoire qui l'environnent. Mais, sans perdre de vue ces ressources, l'on doit se souvenir que l'amputation est le moyen le plus sûr d'atteindre ce but, et comme son succès dépend de la promptitude avec laquelle on supprime la voie d'absorption des toxines, on fera sagement d'y avoir recours le plus tôt possible.

A l'appui de ces idées, nous rapporterons brièvement une observation de M. le médecin-major Ferraton, de Lyon, dans laquelle un cas de tétanos fut guéri après intervention chirurgicale.

OBSERVATION IX

Un soldat du 14ᵉ escadron du train des équipages, monté sur une échelle, tombe d'une hauteur de 1 m. 50 sur le sol d'une remise, contiguë à une écurie, le 28 octobre 1892. La main droite, portée en avant, pour amortir le choc, est renversée en extension forcée et il se produit une luxation simple en arrière de la phalangette de l'annulaire, sur la phalangine : une luxation compliquée de plaie de la phalangette du médius sur la deuxième phalange, avec issue de la tête, de cette dernière. Cette plaie est souillée de terre.

Sans faire de lavage, un pharmacien applique sur le doigt une bande de toile et immobilise la main avec attelle palmaire.

Le lendemain, les os luxés sont réduits par le médecin de l'escadron, un pansement est fait, et le blessé est envoyé à l'hôpital. M. Ferraton constate, au niveau de la jointure phalangino-phalangettienne du médius droit, sur la face dorsale, une plaie transversale déchiquetée, contuse, occupant toute la largeur : du pus sourd de l'article en fléchissant la phalangette. On désinfecte avec soin, par de multiples lavages au sublimé. — Pansements et trois bains par jour.

Le quatrième jour, la cicatrisation commence et continue le cinquième jour (2 novembre).

Le 10 novembre au soir, trismus, et le 12, rire sardonique, opisthotonos. — La plaie est cicatrisée entièrement.

Ablation immédiate du doigt, avec résection de la tête du métacarpien. Réunion totale sans drainage.

Après l'opération, isolement du malade, dans le silence et l'obscurité, complètement enveloppé d'ouate.

Chloral à la dose de 10 grammes par jour, injections de morphine. Le 24 décembre, le malade est entièrement guéri.

M. Ferraton a suivi ponctuellement les prescriptions édictées par M. Verneuil : isolement, obscurité, silence, chaleur, enveloppement ouaté, chloral et morphine. Il n'a pu se servir de sérum antitoxique, n'en ayant pas sous la main. Mais il a pratiqué l'amputation du doigt, sitôt que les premiers symptômes du tétanos ont été évidents, et cette amputation était utile, indiquée : elle a plus que contribué à la guérison du malade.

On objecte à l'amputation qu'elle est inutile, puisque les tétanos chroniques guérissent sans elle et qu'elle n'arrête pas la marche fatale des tétanos aigus. On ajoute qu'elle est dangereuse par l'excitation des centres nerveux qu'elle occasionne, par les crises qu'amène parfois la chloroformisation, par les accidents septiques qui peuvent la suivre.

Il est vrai que la septicémie n'est guère à craindre désormais, que les spasmes chloroformiques sont exceptionnels, que l'anesthésie empêche l'excitation des centres nerveux. D'un autre côté, le tétanos aigu n'est pas le seul à se terminer par la mort et les cas à marche lente sont loin de guérir tous et, plus encore, de guérir sans un traitement convenable. Et combien souvent des accidents aigus ne viennent-ils pas compliquer une affection bénigne en apparence? En somme, l'intervention chirurgicale ne sauverait-elle que quelques malades, on n'aurait pas le droit de la rejeter sans discussion.

De plus, l'ablation totale de la partie malade s'appuie sur des données expérimentales, qu'une observation sévère doit actuellement infirmer ou confirmer. D'après les recherches de

Vaillard et Vincent, le bacille anaérobie de Nicolaïer, introduit seul au sein des tissus animaux, y végète, y meurt, sans produire le tétanos. Il faut la présence simultanée des microbes pyogènes pour qu'il se multiplie dans la plaie d'inoculation. Encore, reste-t-il cantonné dans ce foyer ou dans son voisinage, sans se répandre dans l'organisme. Mais, les toxines qu'il secrète pénétrant dans le sang ou se diffusant le long des cordons nerveux — comme nous l'avons déjà dit — vont agir sur la moelle, sur le bulbe, et produisent des phénomènes tétaniques.

Il y a donc intérêt à enlever le plus rapidement possible cette fabrique de poison. Et quel moyen plus sûr que de retrancher, par l'amputation, non seulement le foyer morbide, mais encore les parties immédiatement contiguës où le bacille peut avoir pénétré.

En résumé, nous dirons : Si le tétanos s'est déclaré, intervention immédiate. S'il s'agit d'une lésion du doigt, d'orteil, amputer et amputer largement. Si l'on a affaire à une blessure de la racine d'un membre, désinfecter la plaie, enlever les parties lésées, si la chose est possible, sinon débrider largement pour assurer l'accès de l'air.

Insuffisance du traitement chirurgical employé seul. — Mais le traitement chirurgical, employé seul, serait aussi incomplet que le traitement médical employé dans les mêmes conditions.

Le tout n'est pas de détruire le foyer d'infection, encore faut-il neutraliser les effets du poison déjà répandu dans l'organisme et pallier les accidents produits par ce poison.

Médicament atténuant l'intoxication tétanique. — Pour cela faire, un des meilleurs moyens qui s'offre à nous, c'est l'antitoxine.

Antitoxine. Sa valeur. — Nous ne ferons plus l'historique de l'antitoxine qui a été fort bien exposé dans la thèse toute récente de M. le Dr Galmard. Disons simplement que de même que Behring et Kitasato, Tizzoni conclut que le sérum des animaux rendus réfractaires au tétanos, jouit de propriétés antitoxiques énergiques. Il constate que, *in vitro*, 1/2 goutte de sérum détruit en 16 ou 20 minutes la toxicité de 1/2 cent. cube de culture très fortement virulente.

L'injection d'une certaine quantité de sérum rend un animal réfractaire à des doses de culture tétanique qui seraient mortelles pour d'autres animaux de même poids, non traités préalablement.

Contrairement, toutefois, à l'opinion des savants allemands qui prétendent avoir réussi, Tizzoni et Cattani déclarent que lorsque l'intoxication a été déterminée, les injections de sérum antitoxique ne peuvent empêcher ni arrêter l'évolution de la maladie, elles ne peuvent que l'atténuer.

Malgré cela, l'antitoxine a produit d'heureux résultats, comme nous allons nous en rendre compte par les observations suivantes.

OBSERVATION X. — *Guérison d'un cas de tétanos par l'antitoxine de Tizzoni.* — (Finoti). *Wiener klin. Wochenschrift*, 1892, n° 1.

Garçon de 11 ans, dont la main droite a été écrasée par une machine à battre, le 7 novembre 1891.

Il subit l'amputation de l'avant-bras à deux lambeaux.

Jusqu'au neuvième jour, l'état du blessé est bon. Puis, brusquement, trismus, et dès le lendemain, symptômes très marqués. Nécrose des lambeaux.

On ampute aussitôt le bras dans sa partie moyenne. Les inoculations sur les animaux avec le membre amputé restent négatives. Le lendemain, les accidents tétaniques ont encore augmenté.

On pratique à ce moment la première injection de Tizzoni. En 14 jours, on fait en tout 28 injections. Dès la seconde injection, un mieux sensible se fait sentir. Guérison.

OBSERVATION XI. — *Sixième cas de tétanos traumatique guéri par l'antitoxine de Tizzoni. — (Taruffi). Riforma medica*, 21 avril 1892.

Homme de 74 ans. Le 15 mars 1892, en chargeant du bois, il se fait une petite plaie contuse sur la dernière phalange du petit doigt droit.

La plaie n'est pas soignée et la suppuration s'y met.

Le 25 mars, premiers signes de tétanos. Le 26, trismus incomplet, raideur des muscles de la nuque et de l'abdomen. Le 27, les contractures ont gagné tous les muscles, sauf ceux des membres supérieurs. Pas d'élévation thermique.

Le soir du 26, injection sous-cutanée de 26 centigrammes d'antitoxine, provenant du sérum sanguin d'une chèvre rendue réfractaire au tétanos et dissoute dans de l'eau stérilisée.

Avant l'injection, on injecte à des souris et à des lapins, 3 et 15 centigrammes d'urine du malade; les animaux furent emportés par le tétanos en 24 et 36 heures.

Dans la nuit du 26 au 27, amélioration appréciable. Diaphorèse et polyurie.

Le 27, injections, matin et soir, et désarticulation phalango-phalanginienne du petit doigt. Du sérum sanguin emprunté au bras gauche, injecté à de grosses souris blanches ne donne pas le tétanos.

Tizzoni put à l'aide du doigt amputé, cultiver des bacilles très virulents.

Le 29, deux nouvelles injections, et le 30, sixième et dernière injection.

Guérison complète le douzième jour après la première injection.

Observation XII. — *Tétanos traumatique guéri par l'antitoxine.
Riforma medica*, 2 avril 1892.

Le malade dont il s'agit s'est blessé au pied gauche, dans un champ de riz.

Les premiers symptômes de tétanos apparaissent douze jours après. Pendant les cinq premiers jours, injections de Bacelli n'amenant aucun résultat.

Le vingt-troisième jour, première injection de 25 centigrammes d'antitoxine. On fait en tout cinq injections.

L'amélioration ne se fit sentir qu'après la troisième. On a donné également trois grammes de chloral par jour et des injections de morphine.

Guérison complète.

Observation XIII (Tizzoni). — *Riforma medica*, 15 juillet 1892.

Cas traité par seize injections d'antitoxine, par l'hydrate de chloral et, au moment de la première injection, par la désarticulation du médius gauche.

Les accidents débutent dix jours après le traumatisme.

L'antitoxine sèche provenait d'un lapin rendu réfractaire.

Guérison.

L'antitoxine n'est vraiment utile que rapidement associée au traitement chirurgical. — Pour nous, tout en reconnaissant la valeur incontestable de l'antitoxine, nous la croyons peu utile, quand elle est employée seule. Nous venons de voir, dans les derniers cas cités, qu'elle a été associée au traitement chirurgical. Or, à notre avis, il semble que c'est ainsi que l'on doit toujours l'utiliser. En effet, le foyer d'infection une fois disparu, elle pourra lutter victorieusement contre le poison déjà répandu dans l'organisme, le neutraliser et amener ainsi de bons et beaux résultats.

Injections de Bacelli. — Nous avons encore un auxiliaire précieux dans le traitement du tétanos : nous voulons parler des injections phéniquées de Bacelli. Nous n'ignorons pas combien les microbes de la suppuration sont favorables au développement et à la suractivité des bacilles de Nicolaïer. Il est donc très facile de comprendre combien est précieux l'emploi d'un antiseptique tel que l'acide phénique, qui, en détruisant les phénomènes de suppuration, enraye du même coup, la marche du bacille du tétanos. Nous pouvons donc considérer les injections phéniquées de Bacelli comme de puissants auxiliaires au traitement que nous proposons.

Nous avons vu déjà, dans notre deuxième observation, les bons effets obtenus par ces injections. Le charretier, à qui nous avions affaire, s'était fait une petite plaie contuse au niveau de l'éminence thénar, du côté gauche, en glissant la main sur un crochet de son camion. L'accident était arrivé le 21 décembre 1892, et c'est le 4 janvier qu'apparaissent les symptômes du tétanos.

Après l'avoir isolé et entouré de ouate, on lui prescrit 5 grammes de chloral, 2 centigrammes de morphine, et une injection d'eau phéniquée à 1/50e, à l'aide d'une seringue de Pravaz (1 cent. cube sur le bras du côté blessé).

Les jours suivants, on continue, matin et soir, les injections.

Le 14 janvier, un mieux sensible se fait sentir. On continue néanmoins les injections de Bacelli, et le mieux s'accentue.

Le 15 février, le malade guéri, part pour Vincennes.

Voici encore un cas de tétanos guéri par le traitement par les injections phéniquées.

OBSERVATION XIV. — *Guérison d'un cas de tétanos traumatique par les injections d'acide phénique.* — (Strazzeri et Titone). *Riforma medica*, 1891, n° 10.

Garçon de neuf ans. Plaie superficielle de la face antérieure du genou droit.

Le tétanos éclate au bout de huit jours. — Le trismus est considérable.

Le neuvième jour, première injection d'acide phénique à 2/100.

Aussitôt après, arrive une amélioration sensible. Les injections sont répétées toutes les six heures et cela, pendant quatre semaines. — On emploie aussi le chloral et la morphine.

Guérison.

Nous avons déjà parlé du chloral et montré brièvement son mode d'action. L'utilité de la morphine est également indiscutable : elle remédie au trismus et au spasme pharyngien et c'est sous la forme d'injections hypodermiques de chlorhydrate de morphine que l'opium est le mieux employé dans le tétanos.

Disons enfin, en terminant cette rapide revue des médicaments thérapeutiques, qu'on devra toujours suivre les conseils de M. Verneuil, qui veut que le malade soit mis à l'abri des variations de température, et loin du bruit ainsi que de la lumière.

Les blessés atteints de tétanos sont dans un état d'excitabilité tel, que le moindre choc, le moindre mouvement des personnes qui les entourent, suffisent à réveiller leurs crises et leurs douleurs.

C'est ce que l'on doit, avant tout, chercher à éviter, et on y arrive, en suivant les sages préceptes de M. Verneuil.

CONCLUSIONS

De tout ce que nous venons de dire, nous pourrons conclure :

1° *Au point de vue pathogénique :* que la théorie tellurique du tétanos semble pouvoir être de moins en moins mise en doute et que la théorie équine n'est qu'un corollaire de la première.

2° *Au point de vue du traitement :* que le traitement chirurgical employé rapidement, de concert avec le traitement médical, paraît être celui qui remplit le mieux les conditions nécessaires pour arriver à de bons résultats.

BIBLIOGRAPHIE

Berger. — Amputation dans le trait. du tétanos. *Acad. de médecine*, 24 mai 1893.

Billroth et Antona, cités par Verhoogen et Baert. *De l'étiologie du tétanos.* Bruxelles, 1890.

Bonome. — Ueber die Ætiologie des Tetanus. *Fortschr. der Med.*, nov. 1887.

Bossano. — *Rev. de méd.*, 1889.

Brieger, Kitasato et Wassermann. — Ueber Immunität und Giftfessigung. *Zeitsch. f. Hygiène*, xii, p. 187.

Chauvel. — Sur un cas de tétanos traumatique, par le Dr Ferraton. *Bull. et mém. de la Soc. de chirurgie*, tome xix, 1893, p. 215.

Courmont et Doyon. — Tétanos expérimental chez les solipèdes. *Sem. méd.,* 24 décembre 1892.

Dechambre. — *Tétanos chirurgical.*

De La Rosa. — Thèse de Paris, 1892.

Ferrari et Rattone. — *Semaine médicale*, 1887, p. 142.

Galmard. — Thèse de Paris, 1893.

Gancel et Prache. — *Archives de médecine militaire*, septembre 1891.

Hayem. — *Revue thérapeutique*, 1891-92.

Kitasato. — Bacille du tétanos. *Zeitsch. f. Hygiène*, nov. 1889.

Larger. — Et. du tétanos. *Bull. et mém. Soc. chirurgie*, 1893, p. 221.

Le Dentec. — *Arch. de méd. nav.*, janv. 1893.

Nocard. — *Recueil de méd. vétér.*, 1888.

Parietti. — *Rif. med.*, 30 août 1889.

Reclus. — *Traité de chirurgie*, tome i.

Roux et Vaillard. — *Ann. de l'Inst. Pasteur*, février 1893.

Saucerotte. — *Gaz. hebd. de méd. et de chir.*, 1887.

Sanchez Toledo et Veillon. — Recherches microbiologiques et expérimentales sur le tétanos. *Archives de méd. exp. et d'anat. path.*, nov. 1890.

Schwartz. — Pathogénie et traitement du tétanos. *Bulletins et mémoires de la Société de chirurgie.* tome XIX, 1893, p. 234.

Sormani. — *Riform. med.*, août 1889.

Teissier. — Du tétanos, étude exp., clin. et thérap. *Semaine méd.*, 25 mars 1893, p. 133.

Terrier. — Pathogénie du tétanos. *Bull. et mém. de la Soc. de chirurgie*, tome XIX, 1893, p. 225.

Tizzoni et Catani. — *Centr. Bl. f. Bakt.*, IX, n° 6.

Vaillard. — *Sem. méd.*, 1891, p. 72.

Vaillard et Rouget. — Etiologie du tétanos. *Ann. de l'Inst. Pasteur*, juin 1892.

Verneuil. — *Gaz. des hôpitaux*, 8 nov. 1890.

Verneuil. — Amp. dans le trait. du tétanos. *Acad. de médecine*, 30 mai 1893.

PARIS. — IMPRIMERIE TROUBLÉ, 7 BIS, BOULEVARD DE VAUGIRARD.

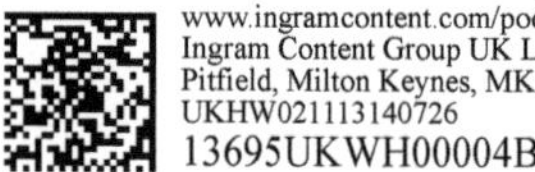
www.ingramcontent.com/pod-product-compliance
Ingram Content Group UK Ltd.
Pitfield, Milton Keynes, MK11 3LW, UK
UKHW021113140726
13695UKWH00004B/1485